AF246552

Dr N. BARDESCO

Chirurgien de l'hôpital Brancovano de
Bucarest (Roumanie).

— o —

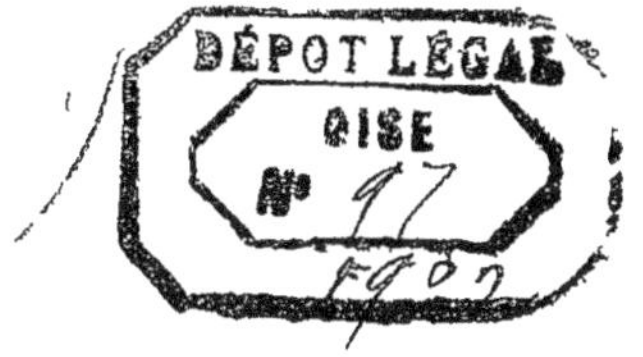

SUR

UATRE CAS DE CHIRURGIE DE L'URETÈRE

LES ESCARES SACRÉES

ONSÉCUTIVES AUX OPÉRATIONS RÉNALES

*mmunications faites à la cinquième session de l'Association française
d'Urologie, Paris 1901.*

CLERMONT (OISE)

IMPRIMERIE DAIX FRÈRES
3, PLACE SAINT-ANDRÉ, 3

—

1902

SUR

QUATRE CAS DE CHIRURGIE DE L'URETÈRE

PAR

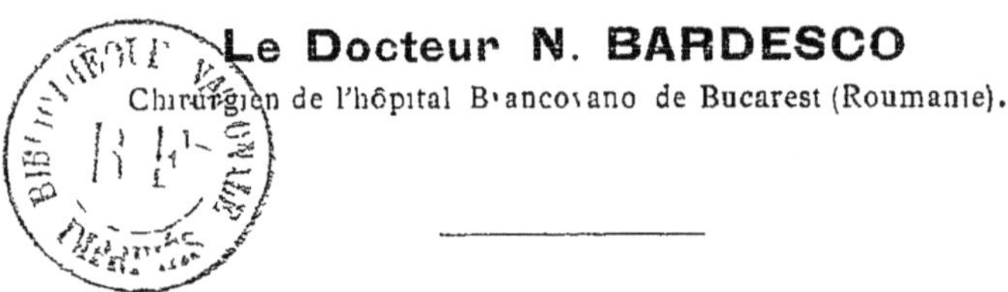

Le Docteur N. BARDESCO

Chirurgien de l'hôpital Brancovano de Bucarest (Roumanie).

La chirurgie de l'uretère, bien que de date récente, a fait des progrès considérables, et ses interventions présentent des résultats de plus en plus favorables.

Le but poursuivi par ces interventions a trouvé de nombreuses applications dans la pathologie de l'uretère et de la vessie ; et ce sont surtout les interventions dirigées pour les blessures de l'uretère, qui ont eu les plus beaux succès

Personne aujourd'hui ne devrait plus songer à la néphrectomie primitive ou à la fistulisation de l'uretère, dans les cas de plaies ou de sections accidentelles, sans avoir essayé d'abord un procédé de réparation de ces lésions, ou de conservation du rein correspondant.

Avec le progrès de la chirurgie abdominale, les lésions de ce genre sont devenues assez fréquentes, pour que nous ayons raison de nous occuper d'un meilleur traitement. J'ai eu personnellement à traiter trois cas de blessures de l'uretère au cours de l'hystérectomie abdominale totale, dans lesquels, guidé par le principe conservateur de la chirurgie de l'uretère, j'ai fait, dans un cas, l'urétérocysto-néostomie immédiate, et dans les deux autres cas l'urétérorraphie par invagination avec de bons résultats.

Voici, en résumé, ces observations :

Ier Cas. — Malade âgée de 46 ans, est opérée en avril 1900, pour un énorme fibrome uterin de 7 kilos. Tumeur adhérente dans la cavité pelvienne. Les ligaments sont adhérents et épaissis. *Hysterectomie abdominale totale.* — L'uretere droit est sectionné à 4 centimètres de la vessie. Je fais l'uretéro-cysto-néostomie en implantant l'uretere, pres du bout inférieur, où il a été fixé sur les parois de la vessie par une double rangée de sutures a points interrompus ; puis, par-dessus, j'ai cousu autour de l'uretere le tissu cellulaire peri-vésical. Le segment inferieur, je l'ai obstrué par une ligature et je l'ai fixé au segment implanté, pour donner à ce dernier un soutien plus grand, et ne pas produire de traction sur les sutures.

On fait la toilette complete et un drainage capillaire à la gaze iodoformée etabli par le vagin : par-dessus, on suture le peritoine, puis les parois abdominales sont complètement fermées. Sonde Pezzer dans la vessie.

Les suites operatoires ont été des plus simples et au bout de 27 jours la malade a quitté l hôpital, tout a fait guérie Un an après, j'ai revu cette malade dans le meilleur etat.

IIe Cas. — Femme de 35 ans, entrée dans le service en juillet 1900, avec un fibrome utérin et annexite double. Je pratique la laparotomie et je trouve le fibrome tres adhérent et développé surtout vers le ligament gauche. L'annexe droite tombée en arrière, celle de gauche était en avant et soulevée par la tumeur. Je fais l'hystérectomie totale. La tumeur pèse 1 500 grammes. L'uretère gauche est coupe à 6 centimètres de la vessie pendant les manœuvres de l'extirpation de la tumeur. La lésion étant reconnue je procède immédiatement à la suture. J introduis une sonde par les deux extrémités de l'uretère, que je fais sortir par la vessie et l'urètre ; puis je fais la suture de l'uretère par invagination du bout supérieur, d'après le procede Hogge-Tuffier. et on l'enveloppe dans le tissu cellulaire environnant. Un drainage avec de la gaze iodoformee est établi par le vagin, et le peritoine pelvien est ferme complètement par dessus. Suture complète des parois abdominales. Sonde Pezzer dans la vessie.

La sonde urétérale est supprimée le quatrieme jour et la sonde vésicale après deux jours. La malade est congédiée guerie avec un bon fonctionnement de l'uretère opéré.

IIIe Cas. — Femme de 38 ans, entrée à l'hôpital en mars 1901 avec un fibrome utérin sphacélé et annexite suppurée. Je pratique egalement la laparotomie et je trouve la tumeur très adhérente le ligament droit chevauchant la tumeur, les annexes gauches tombées dans le cul-de-sac postérieur, enflammées et avec des foyers purulents. Hystérectomie totale. L'uretère droit, soulevé sur la tumeur et très adherent, a été sectionne à 5 centimetres de la vessie. Apres avoir fini avec l'hystérectomie. je procède à la suture de l'uretère et je termine l'opération tout a fait comme dans le cas précedent.

Jusqu'au sixième jour, la malade se trouve bien ; puis. elle commence a avoir des frissons avec élévation de la temperature, et la sonde uretérale est supprimée. Le septième jour une petite quantité d'urine coule par le vagin et la fistule ureterale est formée.

En somme la malade est congediée, guérie. mais avec une fistule uretero-vaginale. On lui recommande de revenir en vue d'une nouvelle intervention.

Dans ces trois cas, j'ai traité immédiatement la section de l'uretère et sans avoir à le regretter. L'opération de l'uretère est d'une durée insignifiante, de telle sorte qu'en y procédant immédiatement, nous n'aggravons le cas en rien, car, même dans le cas d'insuccès, la guérison a pu être obtenue par la formation d'une fistule.

Mais nous devons prendre la précaution d'établir un bon drainage et d'isoler la plaie opératoire de la grande cavité péritonéale, par la suture du péritoine pelvien. Dans le troisième cas, l'insuccès me paraît avoir été causé par l'infection de la plaie, conséquence de la suppuration des annexes.

Je crois donc que, dans tous les cas de blessures de l'uretère, nous devons chercher tout d'abord à faire des opérations de conservation et à réparer immédiatement ces lésions, en réservant la néphrectomie et la fistulisation comme opérations secondaires et d'exception, pour les cas où il n'y a pas d'autres ressources, ou quand le rein est déjà altéré, infecté.

Quant à la ligature de l'uretère dans le but de produire

une atrophie du rein, en dehors des cas de Bastianelli et Fenomenoff, j'ignore si elle a été encore appliquée avec le même succès. Comme résultat, ce procédé équivaut à une néphrectomie, et il ne me paraît pas appelé à donner des résultats positifs et définitifs dans tous les cas.

Je passerai maintenant à une application de la chirurgie de l'uretère dans les cas de lésions irrémédiables de la vessie.

IVᵉ Cas. — Femme de 16 ans, reçue dans le service en avril 1901, avec une énorme destruction vésico-vaginale et une fistule recto-vaginale survenues deux mois auparavant, a la suite d'un accouchement laborieux. L'examen des organes nous amène aux constatations suivantes : la paroi antérieure du vagin, en même temps que l'urètre et tout le col de la vessie, sont complètement détruits et. à leur place, on ne trouve plus que la paroi superieure de la vessie. La vessie est réduite à un infundibulum qui forme un véritable cloaque avec le vagin. Sur la paroi posterieure du vagin, à 3 centimètres de l'anus. se trouve une fistule complète recto-vaginale avec des bords calleux et assez larges, pour permettre d'y introduire le doigt. Par cette fistule a lieu l'issue des matières fecales et des gaz dans le vagin. où ils se mêlent aux urines.

Une recherche minutieuse et répétee des ostiums uréteraux par le vagin n en a pas permis la decouverte.

En présence de ces lésions, l'idée de reconstituer la vessie a dû être rejetée des le debut, l'urètre et la plus grande partie de la vessie avec son col étaient complètement détruits. Comment fallait-il donc procéder dans de pareilles conditions ?

L'application de l'episiorraphie aurait été indiquée, et cela, d'autant plus qu'il existait une fistule recto-vaginale par laquelle les urines auraient trouvé à se déverser dans le rectum. Cependant, des raisons d'ordre moral, d'une part, et, d'autre part, cette considération que ces opérations, aussi bien au point de vue de leurs résultats immédiats que de leurs conséquences éloignées, ont determiné, dans de nombreux cas, des accidents assez graves et même mortels, m'ont amené à songer au choix d'une autre intervention.

M'inspirant des travaux de Maydle sur l'extrophie de la vessie et des succès rapportes par cet auteur, aussi bien que par Chaput, Boari, Chalot, Rossegotti, Ewald, Krynski, Tuffier, qui ont greffé les uretères dans le rectum. je me suis décidé à faire aussi la même opération dans ce cas. On sait. en effet, qu'il faut envisager aujourd'hui l'uretéro-colostomie avec plus de confiance. étant donnés les succès qu'on a enregistrés pendant ces dernières années, et les resultats lointains que l'on connaît jusqu'à présent.

Dans le choix du procédé d'anastomose uretérale, je me suis arrête au procédé qui consiste à prendre les uretères avec leurs sphincters, selon la recommandation de M. Tuffier, pour prévenir les rétrécissements et les infections ascendantes consecutives.

Je procède donc à l'opération. La malade est placee sur un plan incliné. L'abdomen est ouvert sur la ligne médiane du pubis à quatre doigts au-dessous de l'ombilic. On couvre bien les intestins et on eclaire la cavité pelvienne. La vessie est très rétractée. Saisissant l uterus avec un museux, je mets en évidence le cul-de-sac vésico-utérin. Je fais alors une incision transversale sur toute l'étendue de ce cul-de-sac. Par cette incision, je dissèque avec la sonde cannelée dans le voisinage du col uterin et trouve immédiatement l'uretère correspondant que je suis jusqu'à son entree dans la vessie : en haut. je le suis jusqu'à 7 centimètres environ sous le peritoine : je procède de la même façon pour l'uretère gauche, cherchant à prendre en même temps les tissus voisins pour ne pas compromettre la vitalite des uretères par une dénudation trop rapprochée. Je suis parvenu très difficilement à mobiliser les uretères parce qu'ils étaient très adhérents à cause d'un processus inflammatoire ancien.

Pour detacher les uretères de la vessie avec leurs sphincters, j'ai dû faire le cathetérisme et découvrir leur trajet dans les parois de la vessie, c est qu'il fut impossible de le faire par le vagin et j'ai été force d'ouvrir la vessie par en haut longitudinalement. Je dois ajouter que même ayant la vessie ouverte, j'ai eu beaucoup de peine a découvrir les ostiums uretéraux. Ils étaient cachés dans le bord de la rupture vésicale sous un pli de muqueuse, retroussé sur eux du côté du vagin. Cela a ete la partie la plus longue de l'operation.

J introduis dans l'uretère un cathéter metallique et. conduit par lui j'enlève les uretères avec une portiou, plus d'un centimètre, des parois de la vessie, et ils sont confies à un assistant qui en même temps, empêche l'écoulement des urines. On découvre ensuite, par une dissection du peritoine, la partie la plus élevée du rectum et sur chacune de ces parties je fais une incision longitudinale de 2 centimètres environ, d'abord à droite, où je greffe l uretere droit, puis, à gauche, où est placé l uretère gauche. Dans ces ouvertures j'ai fixé les uretères par un triple étage de sutures : 1° en suturant la muqueuse vésicale à la muqueuse rectale avec du catgut ; 2° la musculeuse intestinale au lambeau vesical ; 3° puis en enveloppant tout le lambeau vésical avec le tissu cellulaire de l'intestin par une suture a la soie ; toutes les sutures sont continues et fixent très bien l'uretere à la paroi du rectum.

De chaque côte, je fais le drainage de la région des ureteres avec de la gaze iodoformée, en faisant passer le drain dans le vagin par les ouvertures de la vessie faites par l'enlèvement des uretères, et puis je recouvre la region par la suture complète du péritoine. La vessie et la paroi abdominale sont suturees séparement sans drainage.

Le vagin est désinfecte et tamponne de nouveau, tandis qu'un gros tube de drainage, enveloppé de gaze iodoformée, est introduit dans le rectum.

Pendant les premiers jours qui suivent l'operation la malade est bien : aucune reaction péritoneale . ecoulements abondants par le rectum, mais, malgré tout le drainage, une partie de l'urine et des matières fécales filtrent par la fistule recto-vaginale dans le vagin, de sorte qu on ne peut maintenir la propreté du pansement vaginal. Notre appréhension d'une infection ascendante du peritoine etait très grande, aussi le pansement vaginal etait-il change chaque jour.

Le septième jour de l'operation. des phenomènes de peritonite se manifestent avec une température de 38°4.

Le dixieme jour la malade succombe avec une temperature de 39°.

A l'autopsie du sujet on constate une peritonite suppurée. Du côte des uretères la greffe est bien reussie ; la suture resistante ne laisse pas passer le liquide introduit. Leur place d'implantation est à la partie inferieure du côlon au-dessus de l'ampoule rectale, oppose l'un à l'autre, l'uretere droit un peu plus eleve que celui de gauche. Les ostiums ureteraux apparaissent un peu sortis à la surface intestinale. La muqueuse intestinale a les papilles un peu plus élevées mais ne paraît pas irritée. Du liquide injecté par les ureteres s'ecoule en bavant et d'une façon continue par l'orifice transplanté, après avoir produit une petite distension au-dessus de l'intestin , en comprimant l'uretère à cet endroit, ou en faisant une injection plus forte, le liquide s'ecoule en jet interrompu.

J'ai tenu à relater cette observation plus complète parce qu'il y est question d'une intervention qui, à ma connaissance du moins, n'a pas encore été pratiquée. Je ne crois pas que le résultat obtenu dans ce cas soit en relation avec l'opération. Je considère le développement de la péritonite, survenue sept jours après l'opération, comme secondaire à la suite de l'infection vaginale.

Quant à ce qui a trait à l'opération en elle-même, les constatations de l'autopsie m'encouragent à soutenir qu'avec les progrès de la technique, avec des cas plus nombreux et une expérience plus riche, nous pouvons en attendre des résultats excellents, surtout dans les lésions irrémédiables de la vessie.

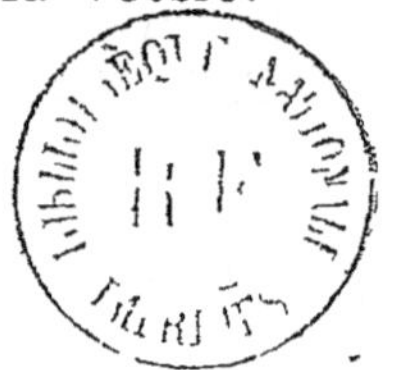

LES ESCARRES SACRÉES

CONSÉCUTIVES AUX OPÉRATIONS RÉNALES

PAR

Le Docteur N. BARDESCO

Chirurgien de l'hôpital Biancovano de Bucarest (Roumanie)

Les escarres sacrées sont plutôt connues comme troubles trophiques produits par une lésion spinale ou des nerfs périphériques.

Leur apparition à la suite des opérations pratiquées au loin des centres nerveux est considérée comme une complication excessivement rare.

Dans ces derniers temps, elles ont attiré surtout l'attention à l'hystérectomie vaginale, ou encore, on les a considérées comme un trouble neuro-trophique, conséquence de l'acte opératoire long et laborieux, ou qu'elles soient une prédisposition individuelle déterminée par une inflammation de longue date dans la zone utéro-annexielle.

Si on tient compte de la physionomie caractéristique que présentent les escarres post-opératoires, on voit, en effet, qu'elles ne peuvent pas être imputables à la compression ou à toute autre cause qui pourrait avoir une influence directe sur les tissus. Le processus de mortification est absolument identique à celui des escarres sacrées d'origine spinale, de sorte qu'on peut considérer aussi les escarres post-opératoires comme de nature trophique.

Dans les deux variétés on observe la même précocité de l'apparition, la même rapidité dans l'évolution, la même physionomie des lésions. Et, s'il y a un caractère distinctif, c'est que les escarres d'origine spinale sont médianes, tandis que les escarres post-opératoires sont unilatérales et directement en rapport avec l'acte opératoire.

D'après ces caractères, quelle que soit l'opération à laquelle succèdent ces escarres, elles nous laissent toujours voir leur nature et leur interprétation causale, pour ne pas les confondre avec les autres variétés ; et c'est ainsi que j'ai eu l'occasion de les observer à la suite des opérations pratiquées sur les reins. Je me permettrai de communiquer brièvement ces observations.

1er cas : Femme âgée de 29 ans, opérée en janvier 1898, pour pyonéphrose droite tuberculeuse. La maladie datait de 4 ans et avait un caractère aigu depuis 4 mois. On fait la néphrectomie lombaire par une incision costo-iliaque oblique. Le rein, volumineux et adhérent a toutes les parties voisines, a été difficilement mobilisé ; incisé, il contenait une grande quantité de pus et laissait voir des cavernes. En appliquant la pince sur le pedicule, l'artère s est dechirée, mais l'hémorrhagie a pu être facilement maîtrisée. On fait la ligature de chaque vaisseau et on réseque l'uretère jusqu'à la vessie. Il n'y a pas d'autres accidents operatoires. La malade est bien portante pendant trois jours quand la temperature monte a 39°. A l'examen, on trouve une plaque erythemateuse au sacrum, développee du côté opéré. Le 4e jour, elle se transforme en escarre, profonde jusqu'a l os et plus grande qu'une piece de 5 francs. L'elimination et la cicatrisation complete ne furent obtenues qu'apres 8 semaines.

Dans ce cas, l operation a eté laborieuse, mais nous allons voir deux autres cas ou l'opération fut extrêmement simple, limitee a une incision du rein, et malgré cela nous avons assisté au développement d'une escarre absolument identique.

2e cas : Homme âgé de 50 ans, operé en fevrier 1899, pour une pyonéphrose calculeuse du rein gauche. L'affection date depuis 6 ans par des coliques néphrétiques et poussees aigues de périnéphrite. Depuis 4 semaines, il avait une rétention rénale fébrile. On lui fait une néphrotomie par incision latérale où la tumeur s'est trouvée plus proéminente.

Le rein était volumineux. adhérent et distendu par une grande quantité d'urine purulente et contenait un volumineux calcul coraliforme implanté dans l'uretère. On débarrasse le rein de tous les débris du calcul et on applique un drainage. Le 5ᵉ jour après l'operation, on voit apparaître du côte operé, sur le sacrum, une escarre de dimension presque double d une pièce de 5 francs, avec tous les caractères de l'escarre observée dans le cas précédent. L'elimination et la cicatrisation complètes furent obtenues en 3 mois.

3ᵉ *cas* : Femme âgee de 26 ans, opérée en juin 1901 pour pyonéphrose suppurée avec abces du rein droit Elle est souffrante depuis 4 ans, mais la maladie a pris une marche aigue depuis 5 mois à la suite des couches. On fait la nephrostomie lombaire. Le rein est augmenté de volume et contient trois abcès dans la partie corticale ayant les dimensions variables d'une noix ; le bassinet est distendu par une petite quantité d'urine purulente. Le tissu périnéal est enflammé et adhérent au rein. On laisse l'organe ouvert et on draine. Le 2ᵉ jour après l'opération. la temperature monte a 39º. et le 4ᵉ jour apparaît dans la région sacrée droite une plaque érythemateuse qui en deux jours se transforme en escarre profonde jusqu a l'os. La cicatrisation n'est obtenue qu apres 10 semaines.

Tels sont les seuls cas d'escarres sacrées que j'ai eu l'occasion d'observer à la suite des opérations pratiquées sur les reins, et je n'en ai point trouvé d'autres dans la littérature que je connais.

De ce que je viens de dire on voit bien que tous ces cas se ressemblent absolument, de sorte qu'on peut les classer dans un groupe commun de complications postopératoires. Leur début, leur caractère et leur évolution sont tout à fait identiques à ceux des escarres observées après l'hystérectomie et ayant la même interprétation pathogénique, car le seul fait qui résulte de mes observations est qu'il a existé une altération nerveuse, déterminée par un vieux processus inflammatoire.

L'apparition de ces escarres ne peut aggraver le pronostic de l'opération, mais rend seulement le traitement post-opératoire plus long, à cause de la durée que demande la cicatrisation. Elles constituent donc une complication digne d'être remarquée et à ce titre j'ai tenu à relater les cas que j'ai observés.

Clermont (Oise) — Imp Daix freres.